Lucina sine Concubitu.

CINE AFFRANCHIE

S LOIX DU CONCOURS.

Le prix est de trente sols.

Lucina ſine Concubitu.

LUCINE AFFRANCHIE

DES LOIX DU CONCOURS.

LETTRE ADRESSÉE A LA SOCIÉTÉ ROYALE DE LONDRES, dans laquelle on prouve, par une évidence inconteſtable, tirée de la raiſon & de la pratique, qu'une femme peut concevoir & accoucher, ſans avoir de commerce avec aucun homme.

Traduite de l'Anglois d'Abraham JOHNSON.

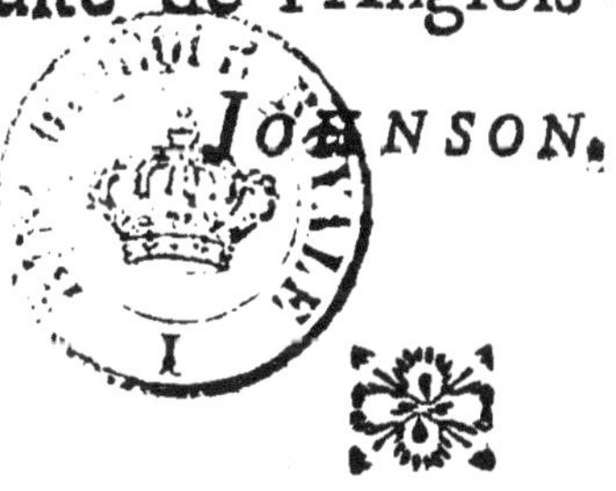

M. D CC. L.

The frolic Wind that Breathes the Spring
Zephir with *Aurora* playing . . . . .
As he met her once à Maying,
Fill' d'her with thee a daughter fair
So buxom, blithe, and debonnair.

MILTON'S *L'Allegro*.

Le vent leger, qu'amene le Printems, le folâtre Zephire badinant avec l'Aurore . . . . Il la rencontra qui cueilloit un bouquet; il lui fit présent d'une belle & charmante fille.

AVERTISSEMENT.

IL y avoit au juste quatorze mois & dix-sept jours que j'étois à Londres pour affaires de mon commerce, sans en être jamais sorti, que pour me promener à *Greenwich* ou à *Chelsea*, lorsque, par une Lettre de Bordeaux, dattée du 20 Mars dérnier, j'appris que ce même jour ma chere Epouse étoit accouchée d'un gros garçon, qui se promettoit bien de vivre. Cette nouvelle qui, en France, m'eût comblé de joye, attendû que la fécondité de ma femme (dont Dieu soit loué) ne m'avoit encore produit que des filles (*a*), fût pour moi

(*a*) J'en ai cinq vivantes, & il m'en est mort deux.

un coup de poignard. Je ſuis naturellement guai, point bilieux, & par conſéquent d'une compléxion fort éloignée de la jalouſie. Je puis même dire, que, juſques-là je n'avois pû comprendre cette maladie; & je l'ignorerois ſans doute encore, ſans les maudits complimens, qui me vinrent en foule, ſur le nouvel héritier, que la Providence m'envoyoit ſi gratuitement. Je fus donc accablé de cette nouvelle : le poiſon de la jalouſie coula dans mes veines, & j'en éprouvai toutes les horreurs. J'étois dans les agitations d'une fiévre où l'amour, le dépit & la haine en ſe compliquant, faiſoient ſuccéder leurs feux, leurs friſſons & leurs glaces : j'avois déja paſſé huit jours, ſans me montrer dans les Cabarets ni dans les Jardins, lorſqu'un matin, allant à la Bourſe, je voulus prendre un doigt de *Ponch* (je n'en avois point goûté depuis tout ce tems). J'entrai pour cela au hazard dans un de ces ſcientifiques Caffés, où ſe débitent les *Papers*, & les autres nouveautés de Londres. Un garçon me préſenta un *Pamflet*, dont le titre piqua ma curioſité. Je donnai mon Scheling, & je mis l'Ecrit dans ma poche. Retiré dans ma chambre, après mon diner, je lûs la lettre d'*Abraham Johnſon*, & je fus un peu ſoulagé : je dormis trois heures, la nuit ſuivante (*a*). Je la repris, dès que je fus éveillé ; & l'ayant relue attentivement, je fus preſque auſſi-tôt convaincu de la réalité d'une découverte, que j'avois tant d'intérêt d'applaudir. C'étoit aſſurément bien malgré moi, que je ſoupçonnois la vertu de ma digne Epouſe : il falloit une circonſtance auſſi grave, que l'étoit une ſéparation de quatorze mois, pour élever dans mon eſprit le plus

(*a*) N[a]. que je n'avois pas fermé l'œil depuis les Lettres de Bordeaux.

leger ſoupçon ſur ſa conduite. Mais toutes les apparences etoient contre elle : le moyen de n'être point aux champs, à l'apparition d'un marmot, qui, pour ſe fourer dans ma famille, n'avoit pû franchir l'eſpace des Mers ? Au reſte, l'injure que j'ai pû faire à ma chaſte & fidelle Compagne, n'a été que trop réparée. Je lui en ai demandé mille fois pardon, & dans l'inſtant même que j'écris, je l'expie encore. Voilà donc l'heureux fruit, que je ſçûs tirer de la lecture de Johnſon : le calme ſuccéda tout-à-coup au trouble, & j'eus toute la liberté d'eſprit néceſſaire, pour me diſpoſer à repaſſer en France. Je profitai du premier bâtiment, qui ſe trouva chargé pour Bordeaux, & je m'y embarquai avec mon livre.

Je fus reçu chez moi, comme un bon mari doit l'être, après une abſence conſidérable : je ne voulûs point troubler la joye domeſtique, & j'affectai le maintien le plus débonnaire. Cependant le nouveau né me tracaſſoit fort ; je voulûs en avoir le cœur net ; & pour faire rendre compte à ma femme du merveilleux de cette aventure, je pris le tems, où, ſi nous ne ſommes pas les plus forts, du moins notre foibleſſe n'eſt pas durable. Ce fut le lendemain matin que je l'interrogeai. Elle me répondit par un torrent de larmes. Je m'endurcis, & j'exigeai d'elle l'aveu d'une faute, dont je promis le pardon. Elle proteſta conſtamment de ſon innocence, & m'avoua ſeulement, qu'un jour un Négociant Nantois lui ayant donné la collation ſur ſon bord, le bâtiment s'étoit écarté, pour les promener le long de la rade, & que ce jour étoit l'époque d'un événement, où elle ne comprenoit rien. Plein de mon Auteur Anglois, j'inſiſtai ſur les circonſtances de cette promenade, ſur le Rhumb de vent qui régnoit alors, ſur le degré de chaud ou de froid, qu'elle avoit éprouvé dans l'air, &c. Elle me répondit, comme une femme assez peu au fait de toutes ces questions : mais par l'idée qu'elle s'efforça de me donner des dispositions du Ciel, je compris qu'alors les Vents devoient être au moins *Sud-Ouest*. De-là je conjecturai, que l'air de la marine étant duement impregné des *molécules organiques*, si bien décrites par nos *Plines* modernes (*a*), elle en avoit abondamment respiré (*b*). Je dois tout mon repos à cet éclaircissement. On ne sçauroit être plus tranquile, que je le suis, sur le compte de mon Epouse : elle m'en est devenue plus chere ; & sur le point de partir

(*a*) Hist. du Cabinet du Roy, tom. 2. p. 54.

(*b*) J'ai adopté le sistême des *molécules*, préférablement à celui des Insectes humains, ou des Embrions flotans dans l'air, qui est celui de l'Auteur Anglois, parce que le premier m'a parû plus analogique & plus simple.

pour les Indes, j'attendrai paisiblement, & sans inquiétude, tous les présens de cette nature, qu'il plaira au Ciel de me faire.

Vous avez, ami Lecteur, mon histoire : le remede qui m'a réussi, je vous l'offre. J'ai crû devoir, en bon Citoyen, traduire & publier l'Ecrit de Johnson. En vous éclairant sur une vérité physique, elle deviendra la consolation des maris, & des peres de famille. Que de ménages en désarroi, que d'époux en divorce verront renaître parmi eux la concorde, la confiance, & l'estime ! Que d'innocentes persécutées vont imposer silence aux brocards ! Une femme éloignée de son mari le fait jouir des droits de la paternité : c'est le fruit de quelque promenade par terre ou par eau : cette femme a voulû prendre l'air, & les *molécules organiques* n'attendoient qu'un soufle, un petit rhumb de vent, pour se loger chez elle. Une Veuve a des enfans, dont la calomnie nous nomme les Peres: il ne faut pas les chercher ſi loin; elle a pris l'air, & les *molécules* ſe ſont gliſſées dans ce fluide. Une fille eſt mere avant l'hymen : c'eſt l'air encore qu'elle a reſpiré. Et pourquoi l'eſpéce humaine en effet ſeroit-elle de pire condition que ces vils inſectes, qui, ſelon de bons Naturaliſtes, ſe multiplient ſans accouplement ? S'il eſt des graines de Pucerons, pourquoi n'y auroit-il point de graines d'Hommes ? On a découvert des Animaux, qui, comme les Plantes, viennent de bouture (*a*). Qui ſçait tous les moyens que la Providence a, pour multiplier notre eſpéce ? Les femmes ſteriles en Perſe croyent fermement qu'il ſuffit, pour devenir fécondes, de paſſer ſous un cadavre mâle, & qu'il influe même de loin ſur elles. Que peut-on oppoſer à leur expé-

(*a*) Le Polype d'eau-douce.

rience ? Elles vont encore chercher les canaux des eaux, qui s'écoulent des bains. Elles attendent le tems, où il y a dans ces bains un grand nombre d'hommes ; alors elles traversent plusieurs fois l'eau qui en sort, & s'en trouvent bien (*a*). Si les corpuscules font cet effet, les germes aëriens une fois supposez, leur action n'est pas plus difficile à comprendre. Ainsi la fécondité sans copulation, ou la *Génération Solitaire*, loin d'être une chimere philosophique, est la découverte la plus sérieuse & la plus utile, dont puisse s'honorer notre siécle.

Maintenant, pour rendre compte de mon travail, qui se réduit à peu de chose, j'ai rendu le plus fidélement que j'ai pû le texte Anglois ; & c'est pour cela que j'ai laissé subsister quelques *Anglicismes*, qu'un Ecrivain, plus difficile ou plus poli que moi, n'eût pas con-

(*a*) Voyage de Tavernier.

ſervés. J'ai joint quelques notes à celles de l'Auteur, parce qu'elles m'ont parû néceſſaires, & non pour me parer d'une érudition, que j'ai abjurée par état. L'Arrêt du Parlement de Grenoble rapporté à la page 26, eſt tiré du cabinet d'un Curieux, qui en conſerve la minute, & qui a bien voulu me la communiquer. Il eſt ſeulement indiqué dans la Pratique de *Ferriere*; mais on verra du moins, par ce qu'il en dit, que ce n'eſt point un être de raiſon. J'ai traduit toutes les citations Latines en faveur des femmes, parce que j'ai crû, qu'elles avoient le principal intérêt à la choſe. J'ai laiſſé ſubſiſter le Titre Latin de l'ouvrage, comme il eſt dans l'Original Anglois, & j'ai tâché d'en rendre en François toute l'énergie, ſans bleſſer l'imagination du Lecteur. Cependant on pourra, ſi l'on veut, lui ſubſtituer cette expreſſion familiere; *Autant en emporte le Vent*.

LETTRE

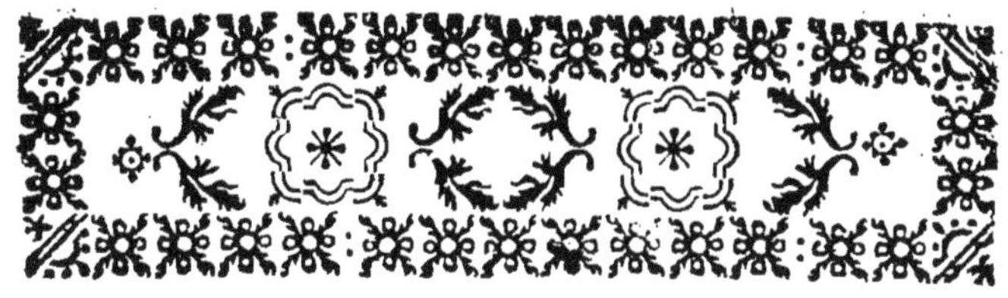

LETTRE ADRESSÉE A LA SOCIÉTÉ ROYALE DE LONDRES.

MESSIEURS,

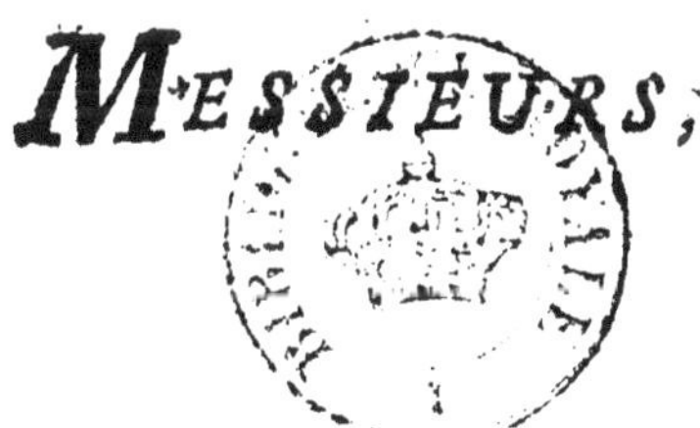

L'ardeur que vous montrez à faire de ſçavantes découvertes ſur tous les objets de la Nature (témoin ces Excellens traitez que vous publiez tous les ans dans vos *Tranſactions Philoſophiques*,) m'enhardit à vous préſenter la mienne. Cette découverte qui joint à coup ſûr, au mérite de la plus rare nouveauté, toutes ſortes d'avantages, égalera toutes les connoiſſances dont le mondea été enrichi, depuis que la Philoſophie a été reconnue pour une ſcience. Paſſez-moi un peu de préſomption, & ſuſpendez votre cenſure juſqu'à ce que vous ayez bien examiné ce que je vous préſente. Si ce grand ſecret eſt arrivé à ſon point de perfection, c'eſt après un travail de quinze années entieres. Quand j'eus découvert que la Théorie & la Pratique s'accordoient enſemble pour en fixer la certitude, mon premier deſſein fut de paſſer en France, & de me mettre ſur les rangs pour les prix de Bordeaux: car c'eſt-là que les Philoſophes offrent autant de nouveaux Problêmes, que nos Jardiniers étalent de nuances de fleurs, au repas d'un amateur de Tulipes. Mais réfléchiſſant auſſi-tôt que VOTRE ILLUSTRE SOCIÉTÉ pourroit ſe croire offenſée, ſi je ne lui offrois la fleur & les prémices de mon ſecret ; dédaignant d'un autre côté d'entrer en lice avec ces prétendus Philoſophes qui ſe croyent tels, pour écrire *ſur les Marées*, *ſur les Eclipſes*, ou *ſur les loix de la Gravitation*, amuſemens frivoles des ſpéculatifs déſœuvrés & des faiſeurs d'Almanachs, j'ai pris le parti (pardonnez-le-moi) qui peut-être au fond eſt le moins modeſte, c'eſt de m'en rapporter au Public, & de m'adreſſer d'abord à vous comme à mes Juges.

Pour ne pas vous tenir plus long-tems en ſuſpends, *Meſſieurs*, je prétends prouver par une évidence inconteſtable, qu'une femme peut concevoir & accoucher ſans avoir eu de commerce avec aucun homme. La découverte eſt admirable ſans doute, & j'oſe me flatter que vous en conviendrez. Je pourrois facilement contenter ceux qui ſont auſſi clairvoyans que vous dans les ouvrages de la nature, avec une hiſtoire purement phyſique de la ſemence de l'homme, & l'anatomie des parties naturelles de la femme; mais j'ai à combattre la ſimplicité des ignorans, & les préjugés des opiniâtres. Je vais donc vous tracer ici le développement de cette idée, & ma progreſſion de la conjecture à la démonſtration.

La Providence dans ſon partage a deſſtiné ma vie à l'exercice de la Médecine dans un Village : j'y ai joint l'étude des accouchemens. Il eſt vrai qu'il convient mal à qui que ce ſoit de vanter ſon propre mérite : je vous aſſure cependant que, dans le cours de ma pratique, je puis me vanter d'avoir mis autant d'hommes au monde, que j'en ai fait ſortir. Ma réputation s'étendit tellement dans la profeſſion d'accoucher, que j'eûs la pratique de toutes les femmes enceintes de la fertile Comté de **

Mais pour ne vous pas ennuier de mon hiſtoire particuliere, qui certainement n'eſt pas fort interreſſante, étant ſeul un jour après mon dîner à preſſer ma digeſtion par le ſecours d'une pipe, un Gentil-homme du voiſinage m'envoya ſon domeſtique m'informer que ſa fille étoit dangereuſement malade, & me prier de m'y rendre ſur l'heure même. J'arrivai, j'examinai la jeune Demoiſelle ſur le mal dont elle ſe plaignoit. Quelle fut ma ſurpriſe de lui trouver tous les ſimptômes de groſſeſſe! Mon état ne me permet pas d'ignorer la tendre délicateſſe que le beau ſexe a pour ſa réputation, même après l'avoir perdue. Je tirai donc le Pere dans une chambre à part, & je lui dis ce que mon devoir m'ordonnoit de ne lui pas celer. Je lui découvris que ſa fille étoit très-réellement enceinte, &, ſelon toutes les apparences, fort près du tems de ſon travail.

Le vieux Gentil-homme frappé d'horreur à cette nouvelle, courut ſur le champ à l'appartement de la malade. Il fit à ſa femme, & à ſa fille les reproches les plus ſanglants, de lui avoir caché un ſecret de cette importance, & d'avoir couvert ſa famille d'une telle infamie. La Demoiſelle pleine d'étonnement ſe tournant vers moi, me fit voir sur son visage tous les caracteres de l'innocence, & tomba aussitôt évanouie dans les bras de sa mere. C'est une remarque générale, & qui n'admet pas d'exception, que depuis le Medecin jusqu'au Boucher, tous les états qui vivent dans le sang, occupés à débarasser la nature de la multitude de ses productions (afin que le monde soit moins peuplé) s'endurcissent à tout sentiment d'humanité, & ne se laissent jamais surprendre à la compassion. Quoiqu'accoutumé depuis long-tems à voir de près les maux & la tristesse, quoique formé à une constance de visage infléxible, il y avoit dans cette scêne quelque chose de trop puissant pour l'habitude, & je me trouvai touché malgré moi. La mere fit bien-tôt diversion à ces mouvemens de tendresse, en m'accablant des termes les plus outrageans. Comment oser, me disoit-elle, noircir de cette maniere l'honneur de ma fille? Elle juroit que mon pronostic étoit un mensonge infernal, & s'étonnoit que ſon mari pût ſeulement m'écouter ſans colere. A mon tour je mis auſſi quelque chaleur dans la converſation. Je les aſſurai que je n'étois pas accoûtumé à de tels propos, que je ſçavois de reſte à quel point une ſemblable vérité étoit dure à l'oreille d'un pere & d'une mere, & que l'amour de mon devoir n'ayant pû me mettre à l'abri d'un traitement que je ne méritois pas, mon honneur m'obligeoit de me retirer. Ainſi je quittai la famille, comptant bien que je ſerois rappellé auſſitôt que le calme auroit ſuccedé à l'orage. Je ne me trompai pas: un Caroſſe vint le lendemain matin me prendre. Malgré les fureurs de la mere & les proteſtations de la fille qui inſiſtoit toujours ſur ſon innocence, les affaires étoient trop avancées pour être cachées. Sur les cinq heures après midi, j'amenai au monde le malicieux petit témoin dont l'arrivée étoit ſi fatale à la réputation de la Demoiſelle, & ſi néceſſaire à la mienne.

Malgré cette conviction qui n'étoit que

trop concluante en apparence, la nouvelle accouchée continuoit toujours à faire les mêmes déclarations à ceux qui la visitoient, & se donnoit pour pucelle. Après qu'elle fut relevée, étant un jour seul auprès d'elle, elle me prit la main, me la serra avec transport en versant un torrent de larmes, & me repetant mille sermens sur son innocence, elle pria le Ciel de la consumer sur le champ d'un coup de tonnerre, si jamais elle avoit connu aucun homme. De telles assurances exprimées avec un air si vrai, & des larmes si touchantes, firent, je ne sçai comment, tant d'impression sur moi, que je me trouvai porté à la croire, malgré les remontrances de la raison & la voix de l'expérience. Plein de ce qu'elle m'avoit dit, je me retirai chez moi tout rêveur, & je passai quelque tems dans cette inquiétude & cet embarras. Un jour enfin tenant dans mes mains la Religion démontrée de Wollaston, je tombai par hazard sur un passage qui me frappa d'une telle lumiere, qu'on me permettra de le rapporter en entier, parce que je le regarde comme l'appui & la baze de tout mon ſiſtême.

Ce grand Philoſophe diſcute d'abord ſi les ames des peres paſſent aux enfans infuſées dans le fœtus d'une maniere ſurnaturelle, au moment de leur naiſſance : ſujet digne de la perſpicacité & des recherches d'un Philoſophe, mais qui eſt inſoluble, & qui par cet endroit reſſemble beaucoup à cette ancienne & ſçavante queſtion, (*a*) *Quel a été créé le*

(*a*) Cenſorin dit que d'Anciens Philoſophes, prouvoient l'éternité du monde par cet argument. *Non poteſt reperiri aves-ne antè vel ova generata ſint ; cum & ovum ſine avi & avis ſine ovo gigni non poſſit :* il n'eſt pas poſſible de découvrir ſi les poulets ou les œufs ont été créés les premiers, puiſqu'il eſt vrai qu'un œuf ne peut pas être produit ſans poulet, ni un poulet éclore ſans œufs. Cette queſtion intéreſſante a été autrefois agitée comme on peut voir dans Macrobe Saturnal. liv. 7. chap. 16. & dans Plutarque qui l'appelle Τὸ ἄπορον καὶ πολλὰ πράγματα τοῖς ζητητικοῖς παρέχον πρόβλημα ;

premier de l'œuf ou du Poulet. Enſuite dans la cinquiéme ſection de ſon incomparable ouvrage, il ajoute ce raiſonnement remarquable.

» Si la ſemence dont les animaux ſont » produits eſt, comme je n'en doute pas, » compoſée d'*animalcules* déja formés, » & qui diſtribués dans les endroits con- » venables, ſont pris avec les alimens, » & peut-être même avec l'air, les *animal-* » *cules* ſont ſéparés dans le corps des mâ- » les par des eſpéces de tamis ou vaiſſeaux » ſécretoires propres à chaque ſexe, & » puis logés dans les vaiſſeaux ſeminai- » res où ils reçoivent quelqu'addition & » quelqu'influence : de-là paſſant dans » la matrice des femelles, ils y ſont nour- » ris plus abondamment, & s'accroiſſent » trop pour être gênés plus long-tems. »

Il dit encore dans un autre endroit, » Puis-je m'empêcher de conclure qu'il

---

choſe douteuſe, & Problême énigmatique qu'on donne à deviner aux curieux.

» y a des animaux de toute eſpéce formés dès le commencement du monde » par le Tout-puiſſant, pour être la ſemence des générations futures ? il eſt » certain que l'analogie de la nature dans » d'autres exemples, & les obſervations » du microſcope favoriſent fortement » ce que j'ai avancé. » Telles ſont les paroles du grand & ſçavant Wollaſton.

Cette lecture me cauſa la plus ſérieuſe rêverie, & je commençai à m'interroger moi-même. Si ces petits embrions, me dis-je, ſont diſperſés de cette façon, & pris dans la bouche avec les alimens; de plus s'il ne faut qu'un lit chaud pour les dilater & les développer, juſqu'à ce qu'ils deviennent trop grands pour être gênés davantage, ſemblables en cela à la ſemence des concombres : ſi enfin c'eſt-là tout le miſtere de la génération, (& l'expérience m'a pleinement convaincu depuis qu'il l'eſt en effet) pourquoi le fœtus ne pourroit-il pas éclore dans les vaiſſeaux ſeminaires de la femme, auſſi-bien qu'en paſſant par les organes des deux ſexes ? Pourquoi l'animalcule ou le petit animal feroit-il un progrès ſi tardif ? Pourquoi feroit-il un ſi grand circuit, lorſqu'il a un chemin bien plus court pour venir au jour ? Quant au *tamis* que notre Philoſophe place dans le corps des hommes, il faut pardonner cette bévûe à ſon ignorance en anatomie. Le ſeul doute qui me reſtoit alors, étoit ſi l'animalcule voltigeoit réellement dans l'air, & s'il paſſoit par la gorge comme il le prétend : car j'étois accoûtumé à croire qu'ils étoients originairement logés dans les lombes des mâles. Si l'hypothéſe de Wollaſton pouvoit être prouvée, on ne pouvoit nier la conſéquence. Ici nouvel embarras pour moi, tout me devint doutes & ténébres : je n'étois pas ſûr de l'exiſtence des *animalcules ;* &, quand ils auroient exiſté, je les ſuppoſois trop petits pour être découverts à l'œil nud : peut-être auroient-ils été viſibles à l'aide d'un microſcope, mais je ne ſçavois pas où chercher ces *endroits convenables* dont parle notre grand Metaphyſicien. Le hazard vint encore heureuſement me tirer de ce dernier doute : le voile tomba tout à coup, les ténébres ſe diſſiperent à la lecture d'un paſſage des Georgiques que je rencontrai ſous ma main. (*a*) » *Elles portent la tête au vent* » *(les jumens), & s'arrêtant ſur les mon-* » *tagnes, elles y reſpirent le Zephire, ou le* » *vent du Conchant. De-là il arrive ſouvent,* » *par un effet qui tient du prodige, que,* » *ſans s'être accouplées, elles conçoivent par* » *la ſeule influence du vent. Elles courent* » *enſuite à travers les vallons & les mon-* » *tagnes, ſans jamais ſe tourner vers l'Orient,* » *mais toujours vers le Septentrion ou vers* » *le Midi.* «

Perſonne ne doute que Virgile ne fut

(*a*) Ore omnes verſæ in Zephiros ſtant rupibus altis,
Exceptantque leves auras; & ſæpe, ſine ullis
Conjugiis, vento gravidæ, mirabile dictu,
Saxa per & ſcopulos, & depreſſas convalles
Diffugiunt [non, Eure, tuos, neque ſolis ad ortus]
In Boream Caurumque, aut unde nigerrimus Auſter
Naſcitur, & pluvio contriſtat frigore cœlum.

aussi grand physicien, & habile maréchal qu'excellent Poëte. Or nous voyons ici qu'il assure avec confiance, qu'on a vû plus d'une fois des cavalles devenir fécondes, sans étalon, en se tournant vers l'Occident, & respirant le vent de ce côté-là. Tous les Naturalistes conviennent qu'il y a une grande conformité dans la génération de tous les animaux, soit bipedes, soit quadrupedes : il me vint donc dans l'esprit, que ce qui étoit arrivé à une jument pouvoit arriver à une femme. Je fis de cette maniere-là deux pas dans ma découverte : le grand Wollaston m'avoit prévenu que les Animalcules étoient dispersés dans des endroits convenables, pour être la semence de toutes les générations, & Virgile m'apprenoit que certaines jumens de sa connoissance étoient fécondées par un vent d'Occident. Je n'hésitai donc plus à regarder ce vent comme un de ces endroits convenables, & comme le véhicule propre pour ces *Embrions* flottans.

Mais, comme je ſuis très éloigné de me fier à de ſimples hypothéſes, ou de m'autoriſer de grands noms, ſurtout dans ce ſiécle éclairé, où la Philoſophie Expérimentale nous a rendus ſi difficiles, que rien ne paſſe qui ne ſoit palpable, je réſolus d'avoir des preuves évidentes & démonſtratives, avant de livrer mes idées au Public. Je n'ignore pas qu'il y a des gens ſinguliers qui ſe croyent autoriſés par état à mentir hardiment dans leurs livres, & à s'élever contre ceux qui ne les croyent pas. Pour moi qui n'écris que pour la vérité, & pour l'avantage de nos compatriotes, je me croirois le plus indigne des êtres, ſi je les trompois par des menſonges.

Sur ces principes, après beaucoup d'épreuves de mon invention, je vins about de fabriquer une machine *Cilindrico-catoptrico-rotundo-concavo-convexe,* dont je donnerai inceſſamment la figure au Public, pour la ſatisfaction des curieux : elle ſera deſſinée par *Heymann*, & gravée par *Ver-*

tue. Cette machine fut lutée hermetiquement d'une terre electrifée, felon les plus ftrictes loix de l'Electricité. Je plaçai dans une pofition convenable vers l'Occident une efpéce de *fouriciere*, pour intercepter les Animalcules flottans dans cette partie prolifique du Ciel : l'événement répondit à mon attente. Quand j'eus pris une quantité fuffifante de ces germes originaux d'exiftence, je les répandis, comme des œufs de ver à foye, fur du papier blanc : appliquant alors mon meilleur microfcope, je découvris clairement que ces germes étoient de petites femmes & de petits hommes exacts dans leurs membres & dans leurs traits, & prêts à fe mettre fur les rangs, comme des candidats pour la vie, quand ils feroient imbibés d'air & de nourriture, & quand ils auroient paffé par les vaiffeaux de la génération.

Après ce premier fuccès qui m'encouragea dans mon entreprife, je continuai à faire des expériences de toute nature, trop longues à détailler ici. Je paffai une année

année entiere dans cette occupation, jusqu'à ce que j'eusse pleinement satisfait toutes mes idées sur la doctrine des Vents & des Embrions. Je découvris que, comme les autres insectes sont ordinairement amenés par un vent d'Est, les insectes humains viennent toujours par un vent opposé, qui est celui du Couchant. Ces deux sortes d'essains paroissent à l'œil nud comme des mites, & semblent destinés à la même fin d'existence, *fruges consumere nati*. Souvent, tandis que je les examinois avec mon verre, mon imagination devenoit toute Romanesque : elle me représentoit la diversité des états & des conditions, par lesquelles ces insectes pourroient passer, lorsqu'ils seroient un jour appellés à l'exisstence humaine, où ils tendent tous. Ce petit reptile, disois-je, pourra quelque jour être un *Alexandre*, cet autre sera une *Faustine*, celui-ci peut être *un Ciceron*, & celui-là un *Polichinel*. J'étois frappé d'admiration, en considérant combien de Heros, de Legislateurs, & de Monarques mêmes étoient dans ce moment ſur un morceau de papier, eux dont les grandes ames dans l'âge futur trouveroient peut-être le monde entier un théâtre trop étroit pour leur ambition. Je me ſouvins fort à propos du ſarcaſme de Juvenal, qui me parut auſſi vrai avant la vie qu'après la mort, (a) & je proferai avec enthouſiaſme

---

(a) Expende Annibalem : quot libras in duce ſummo
Invenies ? hic eſt, quem non capit Africa Mauro
Perfuſa Oceano, &c. . . . .
. . . .
. . . .
Unus Pellæo Juveni non ſufficit orbis :
Æſtuat infelix anguſto limite mundi,
Ut Gyaræ clauſus ſcopulis, parvaque Seripho.
Cum tamen à figulis munitam intraverit urbem,
Sarcophago contentus erit. MORS ſola fatetur,
Quantula ſint hominum corpuſcula.

Juvenal Sat. X.

Mettez Annibal dans la balance : que peſe à préſent ce grand Capitaine, lui que toute l'étendue de l'Afrique ne pouvoit contenir ? &c.

. . . .
. . . .

Un ſeul monde ne ſuffit pas au jeune Conquérant de Macédoine ; il s'y trouve à l'étroit

ces excellens vers du merveilleux Poëme du Docteur Garth, intitulé : *The Dispensary*.

» Quoi ! voici donc que la Nature me » dévoile ces Atômes Enfantins, qui brû- » lent de marcher à la vie ? Je ne les vois » que comme un misérable point d'entité, » qui commence à étendre sa forme nou- » velle, & à devenir homme. A quelle » mince origine devons-nous le jeune » Ammon (*a*), Cesar, & le grand Nassau ?

Enfin il fut question d'en venir à l'importante expérience qui auroit embarassé, je crois, un college entier de Medecins, & qui auroit mis *à quia* tous les illustres Consultans de *Warvick-lane*. Les points préliminaires étoient établis à ma satis-

---

& aussi resserré qu'entre les écueils de Gyare ; & la petite isle de Seriphe : mais aussi-tôt qu'il sera entré dans cette ville bâtie de brique, (*dans Babylone, où l'attend son mauvais destin*) il ne lui faudra qu'un très-petit cercueil. La Mort seule réduit les hommes à leur juste mesure, & fait voir leur petitesse infinie.

(*a*) Alexandre.

faction ; mais comment ſçavoir ſi ces *Animalcules* pouvoient acquerir la maturité néceſſaire à leur exiſtence, en paſſant ſeulement par les vaiſſeaux ſeminaires de la femme, & comment en faire l'expérience? *Hoc opus, hic labor eſt.*

Il étoit bien difficile de ſçavoir quand une femme auroit imbibé toute la ſemence néceſſaire, plus difficile encore de la préſerver de tout commerce avec aucun homme, juſqu'à ce que l'expérience eût eu le tems de produire ſon effet, & de ſe perfectionner. Si je choiſiſſois une femme mariée, me diſois-je, que d'inconvéniens de toutes parts! Si je prends une fille dans ſa premiere jeuneſſe, en ſerai-je plus ſûr de ſa virginité? De tout tems cette marchandiſe a paſſé pour bien équivoque & bien fragile, &, ſi je ne me trompe, elle n'a pas beaucoup changé de nature. Quelquefois je voulois épouſer une femme ſur laquelle j'aurois eu une autorité abſolue, & je formois le deſſein de l'enfermer juſqu'au jour de ſon travail. Mais elle me deſeſperera, m'objectois-je enſuite, quand elle ſçaura que je ne l'ai épouſée, que pour faire mes expériences ſur elle; & d'ailleurs qui me répondra de la continuité de mon attachement pour cette femme, quand je ſerai parvenu à mes fins? Ainſi je rebutai ce projet, & après mille incertitudes, je me décidai à tout hazarder ſur une ſoubrette. Mon choix fait, je perſuadai à cette fille qu'elle étoit malade: je lûs cinq fois *Jacob Behmen*, puis mêlant quelques Animalcules dans une préparation chymique, je la fis prendre à cette fille comme une medecine. J'avois eu la précaution de renvoyer mon valet, & je ne permis dans mon voiſinage à aucun être mâle de forme humaine, d'aborder ſeulement le logis. Je pouſſai même le ſcrupule & l'attention juſqu'au point d'en défendre l'entrée à tous épagneuls, gueules noires, gredins, & autres chiens à la mode, du genre maſculin.

En ſix mois ma medecine avoit fait un effet très-viſible ſur le ſujet. Que le

Lecteur se peigne, s'il peut, la joie que je sentis, quand je m'apperçus qu'elle commençoit à bourgeonner. Une petite circonstance vint dans le même tems mettre le comblè à ma satisfaction, & rendit la maniere de sa conception hors de toute possibilité de doute. Un matin, j'étois seul assis dans mon Cabinet, réfléchissant sur ce grand événement : cette fille y entra les larmes aux yeux, & sur la permission que je lui donnai de me faire une question, elle me pria instamment de lui dire, s'il étoit possible d'enfanter au bout de trois ans. Je compris d'abord le but de sa demande ; mais affectant un air d'ignorance, & reprenant la gravité de la profession, je lui ordonnai d'être plus claire. A cet ordre, elle béguaya avec des sanglots, » Qu'elle étoit étonnée de certains simptômes ; que le Ciel sçavoit ce qui se » passoit chez elle, mais qu'elle se croyoit » réellement grosse, cependant qu'elle » pouvoit jurer sur la *Bible* qu'elle n'a» voit pas été .... été vue d'aucun hom-

» me depuis trois ans. » (*a*) Ainsi donc, lui dis-je, d'un ton sévére, vous avouez

---

(*a*) Quand j'écrivois ceci, je n'avois pas vû une observation publiée dans les Transactions Philosophiques de Septembre, sur une femme qu'on avoit délivrée d'un fœtus qui avoit été logé pendant treize ans dans les trompes de Fallope : elle fut envoyée de *Riga* par le Docteur J. *Mounsey* Médecin de l'armée de la Czarine, avec les os de ce fœtus, comme un présent digne de la Société Royale. La mere, suivant la relation, étoit femme d'un soldat d'*Abo* en Finlande, & d'une moyenne taille, se trouvant grosse pour la troisiéme fois en 1730. elle étoit affligée de douleurs violentes & de tortillemens de boyaux ; ce qui la rendit malade pendant dix années de suite. Dans le mois de Septembre 1741, elle se perça le nombril avec une aleine, & il en sortit une eau jaunâtre, &c. Au mois de Juin, il en sortit deux os, &c. En Octobre 1742, elle étoit entre les mains du Docteur Mounsey, & de M. Geittle Chirurgien, qui insera un instrument dans la fistule, & avec un bistoury fit une incision obliquement au haut de la ligne blanche, dans la cavité de *l'abdomen* : mais la femme désespérée, que l'opération n'eût pas réussi au gré du Docteur, ne permit pas qu'on allât plus loin jusqu'au lendemain. A la premiere opération, l'incision étoit continuée vers le bas, &c. mais on avoit soin de ne pas faire la plaie extérieure plus large qu'il n'étoit

qu'il y a environ trois ans que vous étiez coupable d'incontinence : » helas ! oui, » Monſieur, répondit-elle, ce ſeroit folie » de vouloir le nier à un homme auſſi pé- » nétrant que vous .... il ne faut rien » vous déguiſer .... Vous ſçaurez donc » .... qu'il y a environ trois ans que ... » à la vérité, M[r] je n'étois pas ſi ſimple, » M[r] comme j'aurois dû l'être. M[r] ... mon » dernier maître, M[r] qui étoit un Miniſ- » tre, M[r] .... que le bon Dieu lui par-

néceſſaire, de peur que *l'Omentum* & les inteſtins ne ſortiſſent, &c. Enfin le fœtus fut tiré par piéces à diverſes repriſes. Or comparant toutes ces circonſtances enſemble, il paroît raiſonnable de croire que ce fruit n'a jamais été dans la cavité de la matrice ; mais que l'œuf impregné étoit arrêté au paſſage par une des trompes de Fallope, pour y croître & reſter pendant tant d'années. On ne peut donc rien conclure de là, ſur la cauſe que j'ai aſſignée de la groſſeſſe de ma domeſtique, comme paroiſſoit le penſer un certain Docteur de la Société Royale, qui m'a communiqué cette hiſtoire. Car les cas ſont fort différens, & le délai de l'accouchement de cette Finlandoiſe qui eſt ſi peu commun, venoit de la ſituation ſurnaturelle du fœtus.

» donne & à moi auſſi : je ſuis ſûre que je » m'en ſuis repentie cent fois, & j'eſpere » qu'il en a fait de même. » Voilà tout ce que je pus tirer d'elle. (*a*) Le Lecteur

---

(*a*) L'Auteur Anglois s'étonne d'évenemens qui ſont très-connus, & dont la plûpart des Auteurs ont parlé ; les Anatomiſtes *Plempius* & de *Graaf* en rapportent différens exemples, le dernier même va plus loin, & dit : *Aliquot Virgines imperforatæ ſeminis tantùm ad odorem concipiunt : ſunt etiam vix perforatæ mulieres quæ vel ſola Priapi micantis ad Locum à natura deſignatum applicatione peperiſſe dicuntur, eo ferè modo, quo flos naribus admotus, ad cerebrum uſque ſuavia ſuimetipſius principia emittit . . . ſunt & Virgines jam maturæ ſed intactæ, quæ utrique ſexui idoneum frequentantes balneum & particulas virorum mox egreſſorum ſeminales fortuitò colligentes conceperunt. Scurrius* Médecin Allemand a inſeré dans ſon immenſe Recueil d'Obſervations une foule de ces prétendus phénomenes ; mais ſans s'autoriſer des rêveries d'un Anatomiſte, qui ſouvent croit voir dans ſon cabinet un *tibia*, au lieu d'un crâne ; nous avons en France des monumens authentiques & moins aiſés à refuter, ſur la poſſibilité de la conception de la femme ſans commerce d'homme, & entr'autres un Arrêt du Parlement de *Grenoble*, que je crois aſſez curieux, pour le donner ici en entier.

me pardonnera ces particularités peu intéressantes; elles sont, à la vérité, au-

---

Arrêt notable de la Cour du Parlement de *Grenoble* : Donné au profit d'une Demoiselle sur la naissance d'un sien fils arrivée quatre ans après l'absence de son mari, & sans avoir eu connoissance d'aucun homme, suivant le rapport fait en ladite Cour par plusieurs Médecins de Montpellier, Sages-Femmes, Matrones, & autres personnes de qualité. Entre Adrian de Montleon Seigneur de la Forge, & Charles de Montleon Ecuyer de Bourglemont, Gentilhomme ordinaire de la Chambre du Roi, Appellans & Demandeurs en Requête du 26 Octobre, tendante à ce qu'il fût dit que l'enfant duquel étoit alors enceinte Magdeleine d'Auvermont, épouse de Jerôme de Montleon, Seigneur d'Aiguemere, fût déclaré fils illégitime d'icelui Seigneur son mari; & qu'en ce faisant, lesdits Appellans & Demandeurs seroient déclarés seuls héritiers & habiles à succéder audit sieur d'Aiguemere d'une part, & ladite Magdelaine d'Auvermont Intimée & Défenderesse à l'intervention de ladite Requête d'autre, & Claude d'Auvermont Ecuyer, Seigneur de Marsaigne Tuteur d'Emmanuel, jeune enfant depuis né, & ladite d'Auvermont intervenant avec Maître Gilbert Malmont Avocat en cette Cour, élû pour subrogé Tuteur & Curateur audit Emmanuel d'autre part : Vû les Piéces de production, & Sentence dont est appel, les Requêtes desdits de la Forge & Bourglemont

deſſous de la dignité d'un Philoſophe ; mais comme il m'importe beaucoup dans

---

contenant entr'autres choſes : qu'il y a plus de quatre ans que ledit Seigneur d'Aiguemere n'a connu charnellement ladite Dame Magdelaine d'Auvermont ſon épouſe, ayant icelui Sieur, en qualité de Capitaine des Chevaux-Legers, ſervi au Regiment de Creſſenſault. Défenſes de ladite Dame d'Auvermont au bas deſquelles eſt ſon affirmation faite en Juſtice pardevant Melinot Greffier en cette Cour, ſoutenant qu'encore que véritablement ledit ſieur d'Aiguemere n'aie été de retour d'Allemagne & ne l'aie vûe ni connue charnellement depuis quatre ans, néanmoins que la vérité eſt telle, que ladite Dame d'Auvermont s'étant imaginé en ſonge la perſonne & l'attouchement dudit ſieur d'Aiguemere ſon mari, elle reçut les mêmes ſentimens de conception & de groſſeſſe qu'elle eût pû recevoir en ſa préſence, affirmant depuis l'abſence de ſon mari pendant les quatre ans, n'avoir eu aucune compagnie d'homme, & n'ayant pourtant pas laiſſé de concevoir ledit Emmanuel, ce qu'elle croit être advenu par la ſeule force de ſon imagination, & partant demande réparation d'honneur avec dépens, dommages & intérêts. Vû encore l'information en laquelle ont dépoſé Dame Eliſabeth d'Ailberiche épouſe de ſieur Louis de Pontrinal, ſieur de Boulagne, Dame Louiſe de Nacard épouſe de Charles d'Albert

une affaire d'aussi grande conséquence pour le genre humain, de faire voir avec

---

Ecuyer, sieur des Vinages, Marie de Salles veuve de Louis Grandsault, Ecuyer Seigneur de Vernouf & Germaine d'Orgeval veuve de feu Louis d'Aumont, vivant Conseiller du Roi & Trésorier Général de la Chambre des Comptes de cette ville, par la déposition desquels il résulte, qu'au tems ordinaire de la conception, avant la naissance dudit Emmanuel, ladite Dame d'Auvermont épouse du sieur d'Aiguemere leur déclara qu'elle avoit eu lesdits sentimens & signes de grossesse sans avoir eu compagnie d'homme, mais après l'effort d'une forte imagination de l'attouchement de son mari, qu'elle s'étoit formée en songe: ladite déposition contenant en outre que tel accident peut arriver aux femmes, & qu'en elles-mêmes telles choses leur sont avenues, & qu'elles ont conçu des enfans, dont elles sont heureusement accouchées, lesquels provenoient de certaines conjonctions imaginaires avec leurs maris absens, & non de véritable copulation : Vû l'attestation de Guillemette Garnier, Louise Dartault, Perette Chauffage & Marie Laimant, Matrones & Sages-Femmes, contenant leurs avis & raisons sur le fait que dessus, & dont est question; lecture faite aussi du certificat & attestation de Denis Sardine, Pierre Meraude, Jacques Gaffié, Jerôme de Revisin & Eleonor de Belleval Médecins en l'Université de Montpellier : informations faites à la Requête du

quelle précaution & quelle exactitude j'ai procedé ; il étoit nécessaire de peindre la naïveté de cette fille comme une preuve de sa bonne foi. Ceux qui n'écrivent que pour amuser les hommes, peuvent choisir & retrancher les circonstances qu'ils veulent, selon qu'elles leur sont avantageuses ou nuisibles, fondez sur l'exemple d'Homere, qui, selon Horace, abandonne & sacrifie tout ce qu'il ne croit

---

Procureur Général. *Tout Considéré*, LA COUR ayant égard aux affirmations, certificats & attestations desdites femmes & Médecins dénommés, a débouté & déboute lesdits de la Forge & Bourglemont de leur Requête, ordonne que ledit Emmanuel est & sera déclaré fils légitime, vrai héritier dudit Seigneur d'Aiguemere, & en ce faisant, ladite Cour a condamné lesdits sieurs de la Forge & Bourglemont à tenir ladite d'Auvermont pour femme de bien & d'honneur, dont ils lui donneront acte après la signification du présent Arrêt, nonobstant l'absence du sieur d'Aiguemere, ni autre chose proposée au contraire par lesdits sieurs de la Forge & Bourglemont, dont ils sont déboutés sans dépens des cause principale & d'appel, attendu les qualités des Parties. Fait en Parlement le 13 Février 1637.

pas pouvoir s'embellir entre ses mains. (a)

Mais nous, malheureusement attachés à la vérité en écrivant, nous travaillons, pour ainsi dire, à la chaîne comme des forçats, & nous sommes obligés d'aller notre chemin tout droit, sans nous amuser à nous détourner, pour considérer quelques perspectives. Qu'il me suffise cependant de dire qu'au bout de neuf mois cette fille accoucha d'un gros Garçon, que j'ai élevé depuis comme mon enfant malgré les calomnies du voisinage, & je ne doute pas qu'avec le tems, il ne puisse devenir Juge ou *Alderman*.

Ainsi, *Messieurs*, je compte avoir prouvé d'une maniere incontestable, qu'une femme peut concevoir, sans avoir eu de commerce avec aucun homme. Le Monde a donc été dans l'erreur pendant six mille ans, & probablement y auroit encore été six mille autres, si je n'étois pas né exprès,

---

(a) . . . . . *Quæ desperat tractata nitescere posse relinquit.*
Art. Poetic.

pour diſſiper les préjugez de l'éducation, & détromper le genre humain ſur un point auſſi eſſentiel : je dois bien l'appeller eſſentiel, car combien cette découverte ne differe-t-elle pas de celles d'*Iſaac Neuvton*, le lorgneur d'Etoiles ? Toutes les ſiennes ſe terminent à la ſpéculation ; la mienne s'étend à la pratique : les ſiennes ſont faites pour quelques pédans de college ; la mienne s'offre à tout le monde en général. Bientôt je publierai un gros livre, pour démontrer que la maniere la plus naturelle de naître eſt celle-ci. (*a*) Je fonde ma démonſtration ſur un argument, que j'ai mis en forme de ſillogiſme, pour prouver mes talens ſinguliers, même en matiere de logique.

La Nature, diſoient certains Auteurs de grande Erudition, eſt une vieille dame fort menagere & très économe, on remarque qu'elle ſe donne le moins de

(*a*) C'eſt la méthode pratiquée par le ſçavant Warburton, que par cette raiſon je ſuppoſe habile Logicien.

peine, & fait la moindre dépense qu'elle peut.

At qui, les Animalcules peuvent éclore aussi parfaitement dans la matrice de la femelle, qu'en prenant un tour plus long par les lombes des mâles. *Ergo*, celui-là est le vrai chemin pour entrer à la vie qui est le plus court.

Voyons maintenant, où cet argument me conduit. Il arrive souvent que l'usage & la pratique d'une chose sont bien connues, avant que la Théorie soit découverte. Par exemple, les Vaisseaux de Guerre pouvoient détruire des Villes avec les Bombes, long-tems avant qu'il fût démontré, que les *Projectiles* décrivent des lignes Paraboliques. Des Enfans s'étoient amusés avec des ombres d'une Lanterne *Magique*, long-tems avant que quelque Grand Philosophe se fût avisé d'expliquer les misteres de cette étonante machine. La même chose est arrivée dans le sujet que nous traitons. L'histoire fournit des exemples de la méthode que je propose, pôſe, mais diſperſés & fort obſcurs. Quelques Medecins de l'antiquité ont effleuré la même matiere, mais par accident, & comme en paſſant. Ainſi je crois pouvoir légitimement revendiquer ici le mérite d'une invention originale. Ne ſeroit-il pas bien dur pour moi, que des idées informes ſemées au hazard dans de vieux Auteurs, que je n'ai jamais vû, qu'après avoir établi ma Théorie, fuſſent capables de me faire paſſer pour plagiaire. Je ſçai qu'il y a une claſſe de Lecteurs malins, qui prennent plaiſir à publier à qui veut les entendre, que depuis un certain Orphée, nos Auteurs ont volé leur production. Qu'il eſt heureux, ce vieux Poëte François, qu'on ignore le nom de ſes prédéceſſeurs ! Les Lecteurs dont je parle, ont recours à ce reproche vague & uſé. Quand ils n'ont pas de priſe ſur un ouvrage, ils veulent, à quelque prix que ce ſoit, que l'Auteur porte de leurs marques; ils attaquent ſa réputation : on eſt ſûr d'entendre clabauder & crier ſans ceſſe :

» Eh, bon Dieu ! le coquin a tout volé :
» il n'y a pas une page, une ligne, un
» mot, une ſillabe, une lettre, une vir-
» gule qui lui appartienne : je puis vous
» montrer le livre & l'endroit, d'où il a
» tout pris. » Or, pour prévenir cette injurieuſe cenſure, & pour épargner à certains critiques plus ingenieux que les autres, la peine de chercher dans les vieux Auteurs, dont les manes puiſſent repoſer en paix, d'où j'ai tranſcrit ce petit Traité ; je me ſuis déterminé à produire le peu de paſſages, que j'ai trouvés par hazard ſur cette matiere, & je laiſſerai enſuite à toute la terre à décider, ſi c'eſt à tort que j'ambitionne le titre de ſeul & unique propriétaire de cette ſinguliere Hypotheſe. Galien (*a*) dans ſon célébre traité de la Rougeole, en rendant compte de

(*a*) Ce paſſage de Galien ne ſe trouve pas dans ſon Traité de la *Rougeole*, mais dans ſon Commentaire ſur les dents du Dragon de Cadmus, où il démontre qu'il n'eſt point ſurprenant qu'une dent jettée en terre produiſe un homme, &c. (*Voyez Galien.*)

cette maladie, donne comme un sentiment reçu, qu'elle fut répandue dans le monde par une femme née sans l'aide d'un pere. Il paroît à la vérité qu'il traite cela comme une fable, & il l'appelle erreur populaire. Hippocrate (*a*) nous apprend que sa mere avoit coutume de lui dire, qu'elle n'avoit point eu de commerce charnel avec son pere pendant près de deux années avant sa naissance, qu'en se promenant un soir dans son jardin, elle se trouva agitée d'une façon surprenante; que son mari se croyant deshonoré, obtint sur cela un divorce, & la bonne Dame tomba dans le mépris de tous ceux qui la connoissoient. J'espere que cet écrit vengera

(*a*) Ç'a été de tout tems le foible des grands hommes d'ambitionner une naissance extraordinaire : l'Emule du Chantre d'Epicure, ce Poëte de la vérité, rival de celui de la nature, n'a pas été exempt de cette maladie, il racontoit souvent, que, comme un second Romulus, il avoit été enlevé de son berceau, allaité assez long-tems par une bête féroce, jusqu'à ce que mille recherches l'eussent fait retrouver.

ſa mémoire de l'injuſte infamie, que la tradition a pu y attacher pendant tant de ſiécles.

Jettons les yeux ſur les âges fabuleux du monde, où l'on embelliſſoit tout par des ornemens poëtiques. Pluſieurs Beautés de l'antiquité ſe ſont trouvées meres par de ſi étranges moyens, que je me perſuade qu'elles ont dû leur fécondité à ceux que je viens de décrire, & j'eſpere qu'à l'avenir, tous ces Commentateurs des Mytologiſtes s'accommoderont à mon idée. Pouvons-nous penſer autre choſe de Junon, qui devint groſſe en mangeant un morceau de chou, (*a*) que Flore lui avoit donné dans les plaines *d'Olenie*? Il eſt clair qu'elle devoit avoir avalé quel-

(*a*) Johnſon ſe trompe encore ici : ce fut Hebé qui dût ſa naiſſance à des choux ou à des laitues ; Junon devint mere de Mars par le ſeul attouchement d'une fleur que Flore elle-même lui indique. L'endroit des Faſtes d'Ovide, que l'auteur Anglois cite en note, auroit dû le préſerver de cette mépriſe.

qu'Animalcule, & qu'en conséquence elle est devenue mere de Mars.

Quod petis, Oleniis, inquam, mihi missus ab arvis,
　Flos dabit : est hortis unicus ille meis.
. . . . . .
. . . . . .
Protinus hærentem decerpsi pollice Florem :
　Tangitur & tacto concipit illa sinu.
Jamque Gravis Thracen, & læva Propontidos intrat ;
　Fitque potens voti, Marsque creatus erat.

Fast. liv. V.

C'est Flore qui parle. » Ce que vous demandez, lui dis-je, (à Junon) vous l'obtiendrez » d'une fleur que l'on m'a envoyé des champs « d'Olenus (ville d'Achaie) Cette fleur est « unique dans mes jardins. Aussi-tôt je cueillis » moi-même cette fleur : à peine elle a touché son sein, qu'elle conçoit. La Déesse » enceinte passe dans la Thrace, & sur les » bords de la Propontide. C'est-là que bientôt ses vœux sont remplis par la naissance » de Mars, qu'elle met au jour. »

Johnson pourroit ajouter bien des accouchemens merveilleux, qui lui ont peut-être échappés.

Vulcain autre fils de Junon dut le jour à un coup de vent. Minerve sortit du cerveau de *Jupiter*. Bacchus sortit de sa cuisse. Ce Dieu affamé avoit devoré Metis mere de la premiere, roti Semele mere du second. Ixion donna l'ori-

Comment rendre compte autrement de la conception de *Danaé*. Un ancien Oracle avoit prédit que ſon pere devoit avoir la gorge coupée par ſon petit-fils. Pour éviter cette fatalité, il enferma ſa fille unique dans une tour d'airain : il eſt impoſſible que rien puiſſe en approcher que le vent. La belle cependant accouche du grand *Perſée*, qui accomplit l'Oracle, & fait mourir Acriſe. Les Poëtes à la vérité nous comptent à cette occaſion une hiſtoire très-peu probable : ils diſent que Jupiter ſçut ſe gliſſer dans la tour en forme de

---

gine aux Centaures, pour avoir prodigué ſes tendreſſes à une légion de Génies ſuccubes, que les Mytologiſtes ont jugé à propos de traveſtir en nuée. La naiſſance d'Orion fut accordée aux vœux d'un homme de bien, un peu trop imbû des principes de *l'Hippolitus redivivus :* cet homme appellé Hierée, reçut chez lui le mieux qu'il put, trois Dieux qui voyageoient enſemble; ces Dieux pour récompenſer leur hôte, lui firent, à frais communs, un héritier mâle, & trouverent le ſecret de ſe paſſer de femme : *in pellem Bovinam ſemen injecerunt.* Ce dépôt fut caché pendant neuf mois dans du fumier, & au bout de ce terme Orion parut.

pluye d'or : mais c'eſt une fiction poëtique inventée, pour expliquer un Phénoméne embarraſſant.

L'Hiſtoire de Borée, qui enleva une jeune héritiere par la fenêtre d'un grenier, & qui l'engroſſa, comme dit Ovide à mots couverts dans ſes Métamorphoſes, eſt plus conforme à notre ſiſtême, & montre directement la maniere de ſa conception. On ſçait que le privilege de la Poëſie eſt de perſonnifier tous les objets. Si une Belle ſe trouva enceinte du vent, cet officieux Agent de la Nature méritoit bien d'être diviniſé; il falloit bien alors faire honneur d'un événement auſſi rare à une puiſſance ſurnaturelle. (*a*) J'avoue pourtant qu'il y a ici, ſelon mon ſiſtême, non une erreur de fait par rapport au Vent,

---

(*a*) Ver erat; errabam : Zephirus conſpexit; abibam :
Inſequitur; fugio, fortior ille fuit.

Tart. liv. V.

C'étoit au Printems; je me promenois : Zéphir me vit; j'évite ſes pas : il ſuit les miens; je prends la fuite; il eſt le plus fort.

mais une méprise évidente sur sa qualité. Elle vient sans doute ou des négligences échappées aux Poëtes, qui nous ont transmis ce fait important, ou de la Belle même, à qui le plaisir fit tellement tourner la tête, que quand elle compta son histoire, elle ne se souvint plus, d'où lui venoit le Vent. Ces principes bien établis, quand on lit des avantures de Nymphes engrossées par des Fleuves, par des Dragons, par des pluyes d'or, on peut conclure en général, que tout cela n'étoit que du vent. Souvent dans l'ignorance où ces filles étoient de la véritable cause de leur grossesse, elles en assignoient d'imaginaires : & les Poëtes, qui ont saisi ces topiques déraisonnables par eux-mêmes, les ont surchargez de telle sorte, qu'on a regardé de purs effets naturels comme des Fables & des Romans.

Si de ces âges allégoriques, nous descendons aux siécles suivans, où l'Histoire avoit pris un stile plus simple, & se contentoit de dire la vérité sans déguiſement, nous trouverons encore quelques autorités. Diodore de Sicile rapporte dans une vieille édition de ſes ouvrages, qui m'a été communiquée par le ſçavant & laborieux T..... mon ami, qu'une certaine ſorciere d'Egypte prétendit, entr'autres preſtiges, pouvoir engendrer ſans le ſecours d'aucun homme, & que ſur ce fondement, elle voulût ſe faire paſſer pour Iſis, qui étoit revenue pour viſiter ſon pays natal : malheureuſement un Prêtre de Thot ou Mercure fut trouvé couché avec elle : ainſi le merveilleux diſparut. Polibe a une hiſtoire plus analogue à notre ſujet, mais il en parle lui-même avec tant de défiance *(a)*, que je n'oſe la produire ici, crainte de donner un air fabuleux à mon ouvrage. Je n'ai donc plus qu'un exemple à rapporter, & Tite-Live me le fournit : c'eſt celui d'une femme, que l'on diſoit avoir

---

(a) Θεωρῶν δὲ τοὺς Κελτοὺς δυσχεραίνοντας κ. τ. λ. Voyant que les Celtes mêloient avec peine, &c.

accouché de deux gemeaux dans une iſle déſerte, où elle avoit fait naufrage, & où elle n'avoit rencontré aucune figure d'homme pendant neuf ans; & après ce tems, elle accoucha. Cet Hiſtorien nous apprend qu'elle fut menée à Rome, & examinée devant le Senat; mais les particularités de cette avanture ſont ſi longues & ſi ennuieuſes, que j'aime mieux renvoyer mon Lecteur à l'original; c'eſt-à-dire, au cinquantiéme livre de ſon Hiſtoire.

Voilà tout ce que j'ai pû rencontrer dans le cours de mes lectures, & ce que j'ai cru devoir raporter ſur mon objet, pour répandre quelque lumiere, & appuyer mon hypothéſe. Mais ma reſſource eſt l'illuſtre Mr Warburton : c'eſt à ce grand génie, qui décide avec tant de ſagacité les vieux problêmes & les controverſes modernes, c'eſt à lui que j'en appelle, combien les Auteurs ſont jaloux de faire paſſer leurs productions pour originales? Il décidera ſans partialité, malgré les citations dont j'ai enrichi mon ouvrage, si le mérite de la découverte ne m'appartient pas de bon droit.

C'est avec le plus profond respect que je nomme ici ce grand homme, à qui le Catalogue des Ecrivains Britanniques se fait honneur de donner aujourd'hui la premiere place. Quel service ne me rendroit-il pas, s'il vouloit discuter cette affaire dans le premier volume qu'il donnera à l'empressement du Public! Si par la fatalité du hazard, il n'y avoit plus de place pour moi, par les nombreuses digressions dont son livre sera rempli, j'ai la vanité de compter sur une lettre de sa part à la premiere poste : il m'y remercira, selon la coutume, de l'honorable mention que je fais de lui; & pour lier connoissance, il m'honorera de quelques complimens sur mon ouvrage. Il me reste, avant de finir, à expliquer les grands avantages que produira la publication de cet Ecrit, & voici ce qui me doit mettre à l'abri du nom odieux d'homme à projets, & me placer à côté de ces hommes illuſtres, qui ont inventé tant d'arts utiles à la vie & au bonheur de leurs concitoyens,

Inventas aut qui vitam excoluere per artes.

ce que je cite, pour avoir une citation de plus.

Je me flatte d'abord, que j'aurai les remercimens de tout le Beau ſexe : je déſabuſe le genre humain ſur la conception ; j'apprends à toute la terre comment une femme peut-être enceinte ſans le concours d'un homme, & ſans donner la plus legere atteinte à la pureté de ſa vertu. (*a*) Toutes les filles pourront dire, comme *Junon*, » Pourquoi perderois-je l'eſpé» rance de devenir mere ſans mari, & » d'enfanter chaſtement, ſans avoir vû » d'homme ? »

Avant cette ſublime découverte, quand

(*a*) Cur ego deſperem fieri, ſine conjuge, mater,
Et parere intacto, dum modò caſta, viro.
Ovid. Faſt. V.

le monde étoit aſſez ſtupide pour ſuppoſer la conception une ſuite du commerce charnel, combien de beautés ont perdu leur réputation ? Combien d'infortunées victimes immolées à la raillerie ? Combien d'aimables femmes exclues des viſites, bannies du jeu, & montrées au doigt par des prudes ridicules, pour l'inconvenient leger d'avoir accouché avant le mariage ?

Maintenant quand cette découverte ſera une fois répandue, il ſera facile à une jeune fille de perdre ce qu'elle a de plus fragile, ſans perdre ſa réputation. Elle paroîtra dans la promenade, & dans les cercles à ſon ordinaire, ſans craindre ni calomnie ni reproche, pour avoir joui d'un plaiſir ſi innocent : & n'eſt-ce pas l'endroit de s'écrier avec ce Poëte (*a*), *Deja l'inaltérable Virginité, déja l'age heu-*

[a] Jam redit & Virgo ; redeunt Saturni regna ;
Jam nova progenies cœlo dimittitur alto.
Virg. Eclog.

reux de Saturne revient parmi nous ; une race nouvelle va tomber des airs. Un autre grand bien qui résultera de cette découverte, est l'entiere abolition du mariage, dont, chez tous les peuples polis, tant de gens se plaignent depuis long-tems, comme d'un fardeau insupportable, & comme d'un joug opposé au goût varié des plaisirs modernes, & qui détruit cette liberté que les gens de condition revendiquent de droit : c'est ce qui fait que nous voyons tous les jours notre premiere noblesse, les *Lords* & les *Ladies* se livrer sans aucun frein à la débauche, afficher publiquement la discorde & la désunion qui régne dans leur menage, & employer le fer & le poison pour se délivrer de leurs fers, & se tirer d'un esclavage plus affreux pour eux, que n'a été celui d'Egypte.

Je suis un admirateur sincere & zélé des grands, prêt à regarder, comme sage & légitime, tout ce qui vient de la bouche d'un homme de condition. Que je suis heufeux d'être l'auteur d'un ſiſtême, qui ſimpathiſe ſi naturellement avec leurs deſirs ! Je les délivre en un mot de cette inſtitution pernicieuſe, qui n'eſt ſoutenue d'aucune autre autorité, que des Livres Saints, autorité qui eſt maintenant ſurannée, & proſcrite parmi les gens du bon air. D'un autre côté, comme je ſuis ſûr que les femmes n'héſiteront point à préférer la propagation de l'eſpéce, ſuivant la méthode que j'ai tracée, à l'ancienne, qui ſera bien-tôt hors de mode ; je puis les aſſurer qu'elles n'y perdront rien, & que leur plaiſir ſera auſſi grand de cette maniere, qu'il pouvoit l'être auparavant par le commerce groſſier des hommes. Je prie le beaux ſexe de remarquer le goût qu'il a eû de tout tems pour le doux Zephire. Juſqu'ici les femmes ignoroient ce ſecret principe, quoique ce vent amoureux leur fit ſentir des impreſſions délicieuſes. Que ſera-ce quand elles ſe livreront à ſes influences, en connoiſſance de Cauſe ? Mais l'avantage le plus conſidérable de tous, le voici : en l'écrivant, il faut que je trempe ma plume dans l'encre la plus forte & la plus précieuse ; il faut que j'annoblisse mon stile (*a*). » Un ordre plus élevé des » choses vient s'offrir à moi ; je vais ma» nier un sujet plus sublime. «

Il est une maladie plus qu'Epidémique, qui, dans ses ravages, a épuisé la spéculation, & encore plus la pratique du genre humain. Avec les Medecins, vous l'appellerez *Lues Venerea* ; avec les Apoticquaires, Mal Venerien ; avec les Dames Angloises, le *Mal François* ; avec nos petits Maîtres, la V ****. Ces noms sont connus par-tout, mais on lui donne encore une infinité de qualifications subalternes, qui marquent les dégrez de ce venin destructeur. Il a, comme Alecton, mille noms, mille moyens de nuire : les uns nous disent que *Christophe Colomb*

[*a*] Major rerum mihi nascitur ordo,
Majus opus moveo.
Æneid. liv. VII.

son

l'apporta de ſon *nouveau monde Ameriquain* dans une (*a*) boete. Ce mal n'eſt autre choſe que l'Yaws qui opere diverſement ſur les temperamens Européens (*b*). D'au-

(*a*) On entend de reſte l'alluſion de cette boëte allégorique (nullement faite de main d'homme) à celle de Pandore : mais il n'eſt pas sûr, comme Johnſon l'avance, que *l'Yavvs* ſoit le mal de Naples. L'Yaws n'eſt connue que des Negres d'Affrique, voiſins de la Ligne : elle eſt contagieuſe comme la V***. mais beaucoup plus violente dans ce climat que dans l'Europe. Une remarque aſſez ſinguliere & faite depuis longtems, c'eſt que les degrez de force & d'activité de cette maladie augmentent ou déclinent, à meſure que le malade s'éloigne ou s'approche d'un climat temperé. Il n'eſt pas mieux décidé que le *Pian* ou l'*Epian* mal Américquain, & le mal appellé *la Buas* ſoient les mêmes que la V***. Le Pian, ſi connu par les Sauvages du Golfe du Mexique, eſt une eſpéce de ladrerie héréditaire : ils ne la gagnent pas ſeulement dans le commerce des femmes ; elle leur vient auſſi de l'habitude, où ils ſont, de coucher dans la pouſſiere & de manger des viandes corrompues. Quant à la V. . . proprement dite, il eſt certain qu'elle n'eſt connu dans l'Europe que depuis la guerre que le Duc d'Anjou fit en 1456. à Alphonſe Roi de Naples.

(*b*) Quoique biens des gens ſoutiennent comme un fait certain la nouveauté de cette matres, qui ne veulent pas aller plus loin que la France, prétendent qu'elle a été apportée ici avec mille ajustemens & colifichets, qui nous ont endetés, comme nous le sommes, avec ce pays de luxure & de coquéterie. Mais si son origine est obscure; ses effets sont bien évidens. Que n'ai-je la plume de Fracastor (*a*), pour peindre les funestes ravages, qu'elle fait dans le corps humain! Venez à mon secours, Libertins usés, pendant qu'avec l'encre la plus noire j'entreprends d'ébaucher

---

ladie, qu'ils regardent comme phénomene je suis persuadé qu'elle est très-ancienne, & qu'elle remonte au siécle d'Hercule. Ce fameux pourfendeur de Geans en étoit infecté; la même robbe envenimée de *Nessus*, & les tourmens qu'il souffrit, quand il en fut revêtu, sont une allégorie poëtique, qui s'explique d'une maniere toute simple. Nessus donna la V... à Déjanire, & celle-ci la rendit à Hercule.

(*a*) *Jerôme Frascator*, Medecin du seiziéme siécle étoit de Verone: il étoit meilleur Poëte que Phisicien. Il nous a laissé sur cette maladie un Poëme intitulé *Siphilis*, que tous les Sçavans de son tems regarderent comme un chef-d'œuvre, & qui n'a rien perdu de sa réputation.

cette honorable maladie, dont ſont morts tant de vos ancêtres, & dont, par une vanité ſi bien étendue, vous faites aujourd'hui parade vous-mêmes, dans les Tavernes & dans les Caffés, au grand avancement de la Vertu & de la Morale.

Vous ſçavez, avec quelle rapidité ſon fatal poiſon ſe répand dans le corps humain, comment il mine les dents, ronge le nés, dévore les chairs, pourrit les os, & empoiſonne juſqu'à la moëlle de l'épine. Inſttuiſez-nous, Enfans du plaiſir : l'expérience vous a ſans doute enſeigné, comment elle ſe répand par contagion, & opere par communication. Quelques maris la donnent à leurs femmes : quelques femmes la donnent à leurs maris : le mal ne finit pas avec la vie des Peres. Il prend de nouvelles forces dans la poſtérité : il deſcend à leurs héritiers par accroiſſement de ſucceſſion, & il n'eſt que trop ſouvent le ſeul héritage d'un ſang noble, mais corrompu : de-là provient une race énervée, foible dans ſa conſtitution, plus foible par l'entendement ; race effeminée, chetive, difforme, qui porte tracé ſur ſa figure, en caractéres bien liſibles, l'arrêt des crimes de ſes ayeux. Ces foibles avortons, ſujets à être renverſés d'un ſoufle de vent, marchent cependant la tête levée dans le Mail, armés d'un fer oiſif & paiſible, qui ne ſert plus que d'ornement, & ſe croyent des hommes. Helas ! les Filles de Chambre de leurs meres feroient des hommes bien meilleurs qu'eux. Ce n'eſt pas d'une pareille race, qu'étoit ſortie cette vaillante jeuneſſe, qui jadis a rougi la Mer du ſang de nos ennemis (*a*). Envain, pendant pluſieurs ſiécles, les Enfans d'Eſculape ont attaqué cette maladie ſi terrible dans ſes effets & ſi pernicieuſe dans ſes ſuites. (*b*) Mercure a

---

[*a*] Non his Juventus orta parentibus
Infecit æquor ſanguine Gallico.

(*b*) Céſar nous apprend dans ſes Commentaires, que les anciens Peuples de la Grande Bretagne adoroient Mercure par-deſſus tous les

épuisé sur elle tout son pouvoir ; ses divines influences n'ont pu surmonter celles du poison. Ward, avec sa fameuse pillule, est à Witehall cloué tristement dans un fauteuil, au désespoir de se trouver lui-même vaincu par ce mal invincible : *Infelix Theseus sedet, æternumque sedebit.* Mais ce que ni les efforts de la Medecine, ni les operations des Chirurgiens, ni les pillules des Empyriques n'ont pu faire jusqu'à présent ; je le ferai d'une maniere sûre, aisée, & effective, (*absit superbia dicto*) & je prétends chasser pour jamais la contagion des Etats de S. M. Britannique. Si les honnêtes femmes, & tout ce qui veut en porter la figure, consent à se priver des caresses infectées des hommes, seulement pendant une année, (ce que je compte pour une proposition d'autant plus modeste, & plus raisonnable, que je leur offre, en échange de ce qu'elles peu-

Dieux : *Deum maxime Mercurium colunt.* Cette Divinité n'a pas perdu son crédit chez leurs descendans.

vent perdre, un dédommagement dont elles se loueront) cette peste cessera parmi nous. Je demande très humblement, & avec toute la soumission possible, à la prudence & au jugement des très honorables Lords du Conseil Privé, s'il n'est pas à propos de faire rendre un *Edit Royal*, pour défendre tout commerce charnel dans l'étendue des trois Royaumes, pendant l'espace d'une année entiere, à commencer le jour de ..... afin d'arrêter les progrès d'une contagion plus fatale, que celle qui emporte nos bêtes à cornes, & qui mérite également l'interposition de l'autorité.

Des gens, fertiles en objections, pourront douter, si vos enfans distilés deux fois, en passant par les vaisseaux séminaires de l'homme & de la femme, suivant la vieille méthode de la génération, ne sont pas nécessairement plus sains & plus vigoureux, que ne le seront des enfans distilés par les seuls vaisseaux de la femme. Je pourrois produire des argumens invincibles, tirés des profondeurs de la Philoſophie, pour réfuter un ſi ſot raiſonnement; mais j'aime mieux répondre à cette queſtion par une autre. Je demande ſi la préſente race des Peres, ſurtout de ceux qui ſont d'une condition élevée, tels que je l'ai dépeint plus haut, eſt en état d'avoir des enfans.

Qu'on laiſſe les femmes engendrer d'elles-mêmes : que le mal contagieux ſoit extirpé d'entre nous : on verra que nous pouvons eſpérer des deſcendans ſains & vigoureux : la valeur Britannique reprendra ſon luſtre : de nouvelles journées de Creſſys, d'Azincourt & Blenheim orneront peut-être un jour nos Annales, & Henry ne ſera pas le dernier Conquerant qu'a produit l'Angleterre.

Comme je ne doute pas que mon ſiſtême ne ſoit reçû ſans balancer, je demanderai bientôt un Privilege, pour m'aſſurer ſeul l'avantage de cette découverte. J'ai déja loué pour cet effet une maiſon dans le Marché au Foin. Là je receverai toutes femelles curieuſes d'engendrer ſeulles, & d'avoir des enfans par elles-mêmes, & cela depuis les ſept à huit heures du ſoir juſqu'à minuit. Si elles ſe ſoumettent avec docilité à mon expérience, j'aſſurerai leur groſſeſſe pour le tems qu'elles déſireront, en calculant depuis l'heure qu'elles m'auront honoré de leur viſite.

Qu'elles réfléchiſſent que l'honneur & la gloire de la Grande-Bretagne ſont à préſent entre leurs mains : il ne tient qu'à elles de relever notre ancienne vigueur, & d'amelliorer, pour ainſi dire, la race Angloiſe. Qu'elles travaillent à ce grand Ouvrage : elles ſeront célébres dans l'Hiſtoire, comme les propagatrices de l'héroïſme, & les fondatrices d'un nouveau peuple. Leurs noms paſſeront à la poſtérité avec autant d'éclat, que ceux de ces *Spartiates* & de ces *Romaines*, dont les faits galants, pour le bien de leur Patrie, dans des tems malheureux, ont mérité les louanges des Poëtes & des Hiſtoriens.

C'eſt

C'est donc à Vous, *Messieurs*, que j'ai crû devoir principalement m'adresser; à Vous, qui êtes revetus de la qualité de Membres de la Société Royale. J'espere que vous recommanderez cet Ecrit, avec toute la chaleur, qui convient aux Promoteurs des Sciences utiles, aux Patrons des Arts, aux Juges des Lettres, & aux Arbitres de la Vérité.

Je suis, *Messieurs*, avec tout le respect possible, &c.

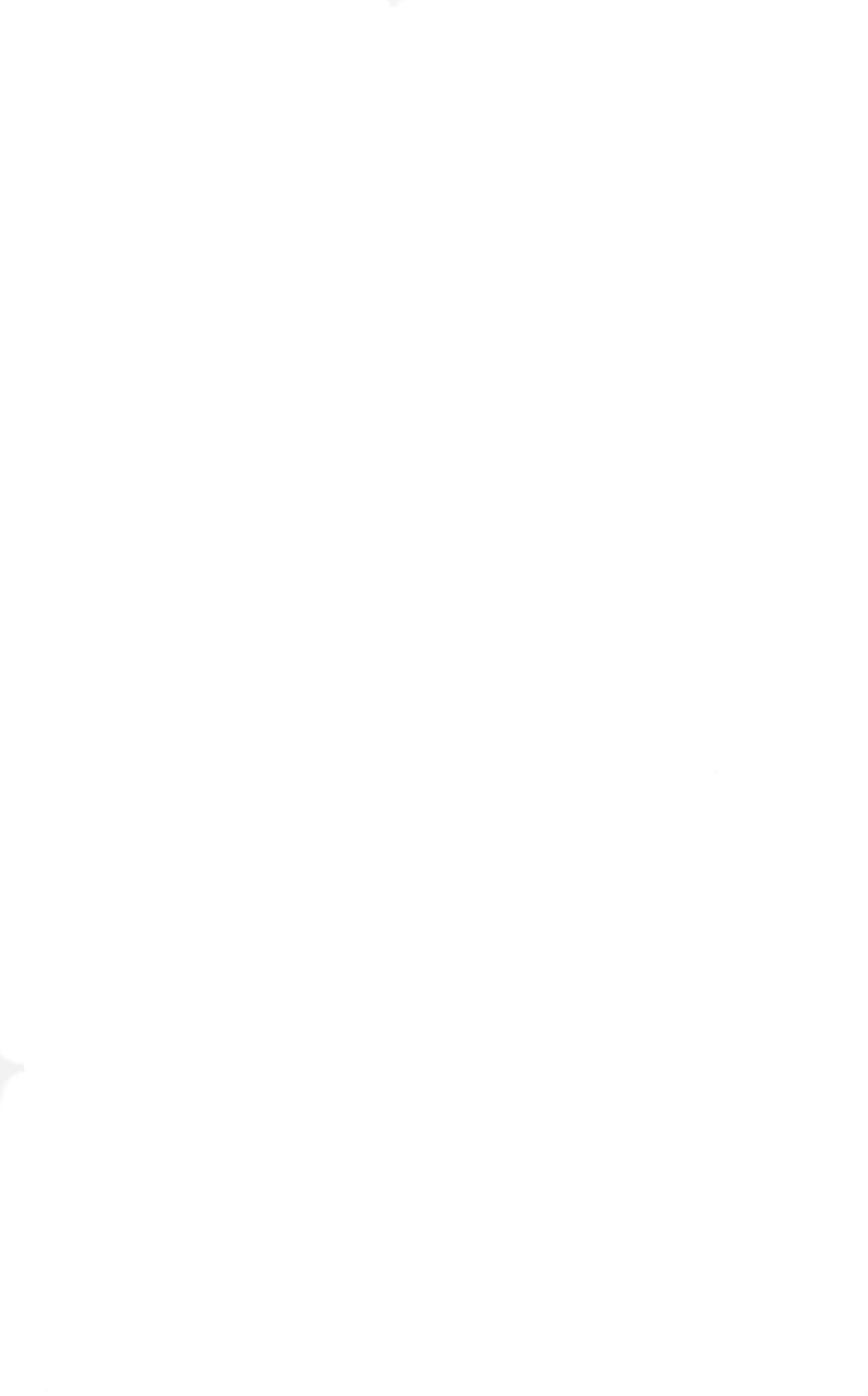

www.ingramcontent.com/pod-product-compliance
Ingram Content Group UK Ltd.
Pitfield, Milton Keynes, MK11 3LW, UK
UKHW021312190726
13839UKWH00007B/1188